uilliermond

RECHERCHES NOUVELLES

POUR SERVIR

A L'HISTOIRE CHIMIQUE

DU

QUINQUINA JAUNE,

Par A. GUILLIERMOND.

—

MÉMOIRE
LU A LA SOCIÉTÉ MÉDICALE D'ÉMULATION.

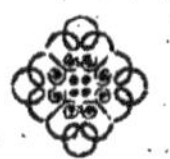

LYON.

IMPRIMERIE TYPOGRAPHIQUE ET LITHOGRAPHIQUE
DE LOUIS PERRIN,
rue d'Amboise, 6, quartier des Célestins.
—
1847.

RECHERCHES NOUVELLES

POUR SERVIR

A L'HISTOIRE CHIMIQUE

DU

QUINQUINA JAUNE,

PAR

M. A. GUILLIERMOND.

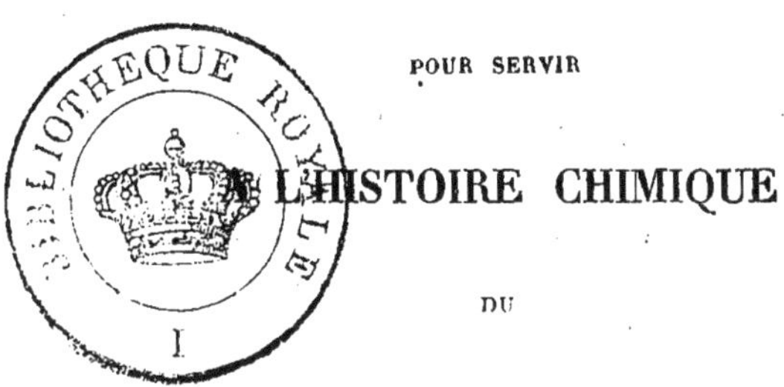

———————

A une époque où l'histoire analytique du quinquina jaune était encore très imparfaite (1), mon père, dans le but de la compléter, présenta à la Société de pharmacie de Paris, par l'intermédiaire de M. Pelletier, une série d'expériences faites sur cette écorce. Il concluait de ces expériences : que l'extrait de quinquina jaune a la propriété de neutraliser les alcalis ; que la

(1) Bulletin de pharmacie , 1813.

1847

potasse et l'ammoniaque forment avec cet extrait une combinaison insoluble avec l'alcool, et très soluble dans l'eau ; que la chaux en forme une tout-à-fait insoluble dans ces véhicules, et que cette terre a tant d'affinité pour lui qu'elle le sépare même de ses dissolutions alcalines. Il ajoutait que l'alcool dissout mieux les principes extractifs du quinquina que l'eau, et que dans une teinture alcoolique de quinquina la potasse, l'ammoniaque et la chaux, en se combinant à la matière colorante, la précipitent sans entraîner l'amertume qui reste tout entière en dissolution. Mon père, le premier, fit remarquer encore que la gélatine ne précipite les décoctions et les teintures de quinquina qu'à la faveur des acides qu'elles contiennent, et qui se trouvent neutralisés par cette action même. Il démontrait à l'aide de nombreux arguments que l'acide quinique est libre, et que la chaux est combinée à la matière colorante. Enfin, dans ce Mémoire où il avait particulièrement étudié l'action de l'alcool sur le quinquina, il annonçait que ce liquide dissout les principes extractifs de l'écorce du Pérou mieux que l'eau, et qu'il devait les dissoudre sans déranger l'ordre de leur combinaison naturelle.

En réfléchissant sur ces faits, aujourd'hui qu'on connaît mieux les principes immédiats du quinquina, j'ai pensé qu'il serait de quelque utilité d'examiner de nouveau la constitution chimique de ce précieux médicament, en mettant à profit l'action dissolvante exercée sur lui par l'alcool. En publiant le résultat des expériences auxquelles je me suis livré, j'espère contribuer à mieux faire connaître l'état de combinaison dans lequel se trouvent entre eux les éléments constituant la partie ex-

tractive du quinquina et de quelle manière ils se com-
portent dans les différents véhicules à l'action dissolvante desquels on les soumet.

Mes expériences peuvent être rattachées à deux chefs
principaux, suivant qu'elles ont rapport à l'examen de
la teinture alcoolique du quinquina ou à celui des résidus de cette écorce après son traitement par l'alcool.
Mais, avant de les énumérer, je crois convenable de
rappeler sommairement les divers principes qui constituent la partie extractive du quinquina et leur ordre de
combinaison admis généralement, d'après les travaux
de MM. Pelletier et Caventon. Suivant ces observateurs,
le quinquina jaune contient :

Kinate de quinine — très sol. dans l'eau , — insoluble dans l'alcool à 86°;
    Id.   de cinchonine   id.   id.

Rouge cinchonique — *soluble* dans l'eau, — sol. dans l'alcool, — sol. dans
    les acides ;

Rouge cinchonique — *insoluble* dans l'eau , — *soluble* dans l'alcool , —
    sol. dans les acides ;

Matière colorante jaune ;
    Id.   grasse verte ;

Kinate de chaux , — sol. dans l'eau , — insol. dans l'alcool ;

Amidon ;

Gomme ;

Ligneux.

MM. Henry fils et Plisson ont démontré plus tard
l'existence d'une combinaison de quinine avec le rouge
cinchonique insoluble, et rendu probable celle d'une
combinaison semblable avec le rouge cinchonique
soluble.

I.

EXAMEN DE LA TEINTURE DE QUINA.

La teinture de quina a été traitée par la chaux, par la gélatine et par l'eau.

Traitement par la chaux.—Un kilogramme de quinquina jaune pulvérisé a été soumis à l'action de l'alcool à 85°; dix litres de ce véhicule ont suffi pour l'épuiser entièrement. La teinture provenant de cette opération était acide, acerbe et très amère ; mise en contact avec soixante grammes de chaux hydratée et préalablement délayée dans une petite quantité d'eau, sa matière colorante a été séparée presque complètement en se précipitant en une laque calcaire insoluble. Ainsi décolorée, la teinture de quina était devenue alcaline et conservait toute son amertume. Soumise à l'évaporation à mesure que l'acool était éliminé, il s'en séparait une matière résineuse sous forme de pellicules que l'on pouvait facilement enlever. Le résidu aqueux de cette évaporation ne retenait que fort peu d'amertume; réduit en consistance sirupeuse, l'alcool à 90° faisait naître un dépôt visqueux qui se redissolvait facilement dans l'eau et présentait tous les caractères du quinate de chaux; séparé de ce dépôt et additionné de quelques gouttes d'acide sulfurique, cet alcool laissait précipiter un sel blanc, soluble dans l'eau, qui a été reconnu pour être du *sulfate de potasse* ; soumis à l'évaporation, il répandait d'abondantes vapeurs d'*acide acétique*.

La substance résineuse qui s'était séparée pendant

l'évaporation de l'alcool ayant été soigneusement séchée, pesait trente-huit grammes; traitée par l'alcool, elle s'y est dissoute en laissant un résidu d'une petite quantité de carbonate de chaux imprégnée d'une *substance grasse verte.* Cette dissolution était alcaline et très amère, elle avait une légère couleur jaune; l'eau la troublait: saturée par l'acide sulfurique et soumise à l'évaporation, il s'en séparait une *matière colorante jaune* recueillie à mesure. L'évaporation alcoolique achevée, son résidu aqueux décoloré par le charbon et concentré de nouveau fournit, après refroidissement, une cristallisation abondante de sulfate de quinine : celui-ci, lavé et séché convenablement, pesait trente-deux grammes, proportion très considérable et qui aurait pu être accrue du sel que les eaux-mères devaient contenir.

La chaux qui avait servi à décolorer la teinture de quina a été traitée avec de l'eau; cette eau, décolorée par le charbon, concentrée et mêlée à une petite quantité d'alcool, a laissé déposer au bout de quelque temps des cristaux très blancs de *quinate de chaux.*

La matière colorante jaune qui s'était séparée, pendant l'évaporation des dissolutions alcooliques, du sel de quinine, et qui avait été recueillie, contenait encore un peu de quinine dont elle a été dépouillée complètement en la traitant par un acide : ainsi isolée, cette substance communique à l'eau bouillante une légère teinte jaune et une saveur désagréable sans amertume; l'alcool et l'éther la dissolvent, elle se ramollit et se dissout en partie dans l'essence de térébenthine, elle brûle sans laisser de résidu, enfin elle a les caractères d'une résine.

On voit donc par ces expériences que la teinture de quina décolorée par la chaux retient en dissolution les alcaloïdes, une matière résineuse jaune, de l'acide quinique, de l'acide acétique, de la chaux et de la potasse; elles font connaître aussi que la chaux, en précipitant la matière colorante, retient avec elle une partie de l'acide quinique.

D'après ces données, j'ai pensé qu'en affaiblissant le degré alcoolique de la teinture de quina, celle-ci, après avoir été décolorée, retiendrait en dissolution une plus grande quantité de quinate de chaux, et qu'en séparant cette base, les alcaloïdes restant dissous et combinés à l'acide organique, j'obtiendrais facilement le quinate de quinine.

A cet effet, une teinture de quina suffisamment étendue d'eau a été décolorée par la chaux (1); celle-ci a été précipitée de sa dissolution saline par l'acide sulfurique, employé avec les précautions convenables pour que le quinate de chaux fût totalement décomposé sans que l'acide fût employé en excès. Le sulfate de chaux précipité a été séparé, et la liqueur alcoolique filtrée a été distillée. Le résidu de la distillation était trouble; versé bouillant dans une terrine, il a laissé déposer une grande quantité de la matière résineuse jaune dont il a déjà été question, et qui a été séparée. Décoloré par le charbon concentré au bain-marie. et mis à refroidir, il a fourni un sel cristallisé en mamelons hérissés de pointes brillantes. L'eau-mère de ce sel, réduite par l'évaporation en consistance sirupeuse,

(1) Le précipité calcaire a été lavé, et les eaux de lavage réunies à la dissolution alcoolique.

s'est séparée en deux couches de liquide, l'une ayant
une apparence jaune et surnageant l'autre qui était
très brune (1). Au bout de quelques jours, ces deux
liquides ont été trouvés garnis de cristaux blancs qui
ont été égouttés et réunis à la première cristallisation.

Le sel obtenu dans cette opération se dissout facilement dans l'eau bouillante, moins bien dans l'eau
froide; l'alcool le dissout, et en sépare une petite quantité de sulfate de potasse qui probablement était resté
en dissolution dans la teinture décolorée. Une dissolution aqueuse de ce sel a été traitée par l'hydrate de
chaux, pour en séparer l'alcaloïde et reconnaître la
nature de son acide. Cette dissolution saline calcaire
ayant été filtrée et évaporée, l'alcool y a fait reconnaître la présence du quinate et de l'acétate de chaux. Ce
résultat permet de constater que l'acide acétique se
trouve dans le quinquina simultanément avec l'acide
quinique, et qu'il s'unit aux alcaloïdes en même temps
et par la même action que l'acide quinique.

Comme, dans l'expérience précédente, la chaux, en
séparant la matière colorante et en se substituant à la
quinine, offre l'inconvénient de rester en partie en
dissolution, j'ai pensé que, pour mieux étudier la constitution des teintures de quina et obtenir plus directe-
ment leur sel, il serait convenable de les soumettre à
l'action décolorante d'un autre agent : la gélatine m'a
paru propre à atteindre ce but.

(1) J'ai reconnu que la liqueur surnageante contenait un
sel de quinine, et l'autre un sel de cinchonine. J'ai plusieurs fois été à même de remarquer la séparation de ces
deux sels qui, à cet état de concentration, ne peuvent se
mêler.

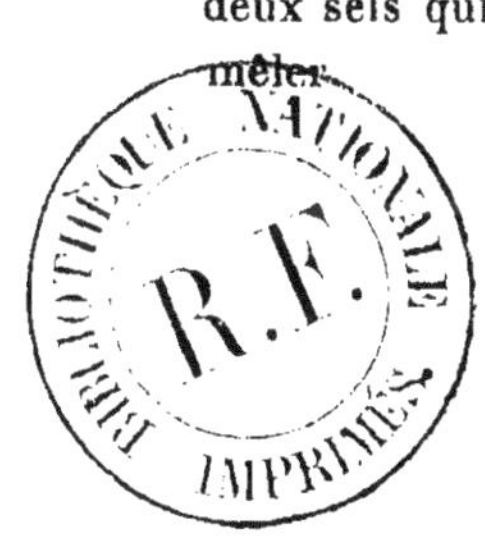

Traitement des teintures de quina par la gélatine.
— La gélatine précipite les teintures de quinquina
jaune de la même manière qu'elle précipite les décoctions aqueuses; mais, comme elle peut être rendue
insoluble par l'alcool avant d'avoir pu attaquer la matière colorante, il convient que la teinture de quina
soit étendue d'eau: ainsi, si l'on verse une solution de
gélatine dans une teinture de quina faite avec de l'alcool à 85 °, elle se trouble, perd une partie de son
acidité, se décolore et conserve toute son amertume (1).
Séparée de la matière colorante précipitée et mise à
évaporer, la liqueur, en se concentrant et perdant son
alcool, se garnissait de pellicules qui, enlevées à mesure, étaient reconnues pour être composées d'acétate
de quinine et de matière résineuse jaune; concentrée en
consistance sirupeuse, elle présentait une réaction acide;
et si, dans cet état, on la traitait par l'alcool à 90°, cet
agent y déterminait la séparation d'un magma qui,
lavé plusieurs fois avec de l'alcool, se redissolvait facilement dans l'eau et présentait enfin les caractères du
quinate de chaux.

La liqueur alcoolique qui avait servi à séparer le
quinate de chaux était amère et acide; elle retenait un
peu de quinate et d'acétate de quinine, et un sel de
potasse.

Cette expérience démontre que la teinture de quina,

(1) Quand on se livre à cette expérience, il est important
que la solution gélatineuse ne soit pas trop étendue, parce
que dans ce cas elle précipiterait une partie de la combinaison du rouge cinchonique avec la quinine avant d'avoir pu
la décomposer.

faite avec de l'alcool à 85°, contient de la chaux. Comment celle-ci a-t-elle pu être entraînée par l'alcool, et dans quel ordre de combinaison ? Le quinate de chaux étant insoluble dans ce véhicule, ne peut-on pas dire que la matière colorante elle-même a servi de dissolvant à cet oxide, et que si l'on découvre la présence du quinate de chaux après avoir décoloré la teinture, c'est que la matière colorante l'a cédé à l'acide dans le moment où elle a été entraînée.

Traitement de la teinture de quinquina par l'eau. — La teinture traitée avec la gélatine ayant fourni une quantité très notable de quinate de chaux, j'ai voulu m'assurer si de l'eau ne pourrait pas à elle seule opérer la désunion des principes qui constituent l'extractif du quina. J'ai versé de l'eau distillée dans une teinture de quinquina très chargée en principes extractifs, et préparée avec de l'alcool à 85°. L'addition de ce véhicule l'a troublé, et y a occasionné un précipité résinoïde que j'ai reçu sur un filtre : la liqueur filtrée n'était presque plus acide, elle avait perdu une partie de son amertume et la plus grande partie de sa matière colorante. Evaporée et réduite en consistance sirupeuse, je l'ai traitée par de l'alcool, qui s'est chargé d'une petite quantité d'acétate de quinine et de potasse, tout en y déterminant la précipitation d'un dépôt de *quinate de chaux*.

La matière colorante qui avait été séparée par l'eau, ayant été reprise par l'alcool, s'y est dissoute en totalité. Cette dissolution était très colorée, très amère et acide ; traitée par la chaux, elle lui a abandonné sa matière colorante en retenant son amertume et devenant alcaline ; évaporée, elle a laissé pour résidu de la quinine. La combinaison de la matière colorante avec la chaux lavée avec de l'eau, cédait à ce véhicule du quinate de chaux (1).

La teinture qui fait le sujet de cette expérience étant préparee avec de l'alcool à 85°, et ayant fourni du quinate de chaux, ne peut-on pas dire que la présence de l'eau change l'ordre des affinités des principes extractifs qui sont en dissolution dans la teinture de quina en favorisant la formation du quinate de chaux et des autres sels, pendant que la matière colorante, en se séparant, retient avec elle la plus grande partie des alcaloïdes?

II.

EXAMEN DES RÉSIDUS DE QUINA.

Les résidus de quina ont été traités par l'eau froide, par l'eau bouillante et par les acides.

Traitement par l'eau froide. — J'ai fait macérer dans l'eau un kilogramme de quina qui avait été épuisé par l'alcool à 85°. Ce véhicule s'est peu chargé en couleur; il a pris une saveur fade, mais non amère; évaporé et réduit en consistance sirupeuse, il est devenu acide : dans cet état, l'alcool y faisait naître un dépôt muçilagineux qui se redissolvait dans l'eau. Mais cette dissolution aqueuse ne contenait que fort peu de chaux, et, pour y déceler sa présence par l'acide oxalique, il

(1) La présence de l'acide quinique, dans cette circonstance, provient sans doute de ce que la matière colorante n'aurait pas été assez lavée.

fallait l'étendre d'une certaine quantité d'alcool. L'alcool qui avait servi à séparer le dépôt mucilagineux ayant été éliminé par l'évaporation au bain-marie, son résidu attirait fortement l'humidité et contenait de la potasse.

Traitement par l'eau bouillante. — Une même quantité de quinquina, épuisée par l'alcool, a été traitée par l'eau bouillante : la décoction avait une couleur brune, une consistance gommeuse, mais point d'amertume. Mise en coutact avec la teinture d'iode, elle prenait une couleur bleue très prononcée ; évaporée et entièrement desséchée, elle a laissé un résidu pesant huit grammes : ce résidu contenait une petite quantité de quinate de chaux mêlée de matière extractive et d'amidon, d'où il n'a pas été possible de le séparer pour en déterminer le poids. Cependant on peut dire qu'il ne pouvait s'élever à plus de trois grammes, quantité bien minime relativement aux éléments de ce sel qui étaient passés en dissolution dans l'alcool, et surtout en proportion de ce que le quina peut en contenir.

Traitement par les acides. — Le quina ayant été épuisé par l'alcool et par l'eau, je l'ai soumis à une décoction d'eau acidulée successivement avec l'acide sulfurique et chlorhydrique. Ces décoctions avaient une couleur jaune, et point d'amertume ; l'iode y démontrait la présence de l'amidon, l'ammoniaque y formait un précipité d'une couleur violette foncée qui paraissait même avant que l'acide fût saturé entièrement ; recueilli et séché, il était brillant, noir, et avait une cassure vitreuse : mis en contact avec un corps en ignition, il brûlait d'abord avec flamme et finissait par se consumer comme de l'amadou, en laissant un résidu calcaire.

Ces dernières expériences démontrent suffisamment que l'alcool épuise le quina de tout son principe amer et de la presque totalité des éléments du quinate de chaux ; elles démontrent de plus que cette écorce, épuisée par l'alcool et par l'eau , retient encore une matière colorante qui n'est soluble qu'à la faveur des acides, et qui est sans doute une combinaison de matière végétale (1) et de chaux.

Dans le courant de ce travail, j'ai souvent eu l'occasion de signaler la présence de l'acide acétique dans les produits extraits du quina. Comme la présence de ce corps n'y a pas encore été signalée et que l'on pourrait, non sans raison, objecter qu'il se forme pendant les manipulations auxquelles le quina a été soumis, j'ai essayé de le rechercher d'une manière directe. A cet effet, j'ai distillé sur du quinquina de l'eau acidulée avec de l'acide sulfurique; les derniers produits de la distillation avaient une réaction acide très prononcée : mis en contact avec de la litharge , ils ont fourni de l'acétate de plomb.

RÉSUMÉ ET CONCLUSIONS.

Les observations rapportées dans le commencement de ce Mémoire se trouvent en harmonie avec les expériences que je viens d'énumérer, et nos connaissances actuelles me permettent de donner sur la constitution analytique du quinquina une solution qui pourra peut-être paraître satisfaisante. En effet, l'alcool dissout la presque totalité des principes extractifs

____

(1) Tannin altéré.

du quina, il le dépouille de toute son amertume ; on trouve dans la teinture de quina les alcaloïdes de cette écorce, de l'acide quinique, de l'acide acétique, de la chaux, de la potasse, une matière colorante rouge, une matière résineuse jaune, et une substance grasse verte ; les résidus de quina ne retiennent qu'une petite proportion des éléments du quinate de chaux, de l'amidon, et une combinaison de la matière colorante avec la chaux, qui n'est soluble qu'à l'aide des acides.

Dans quel ordre de combinaison ces différents principes existent-ils dans le quinquina ? Peut-on dire que le quinate de quinine soit tout formé dans cette écorce, ce sel étant peu soluble dans l'alcool, surtout au degré auquel il a été employé ? à plus forte raison, peut-on admettre que le quinate de chaux y soit tout formé, puisque ce sel est insoluble dans le même véhicule, et que, s'il y était entraîné tout formé, il ne tarderait pas à cristalliser dans les teintures de quina conservées dans les pharmacies ? D'un autre côté, si l'on réfléchit à la manière dont se comporte avec les réactifs la matière colorante du quina, qui est un tannin particulier, et sachant que ce principe a plus d'affinité pour les alcaloïdes et les bases minérales que l'acide quinique, il faudra bien convenir que non-seulement une portion des alcaloïdes se trouve combinée à la matière colorante, mais encore que les alcaloïdes, la chaux, et peut-être la potasse elle-même, se trouvent combinés en entier à ce tannin des quinquinas.

Cette explication paraît d'autant plus admissible, qu'elle s'accorde avec les phénomènes qu'on observe dans les combinaisons artificielles des alcaloïdes et des bases minérales avec le tannin de la noix de galle ;

seulement, les combinaisons que forme le tannin du quina seraient plus solubles dans l'eau et les acides. Il résulte donc de cette manière de voir : 1° que, dans le quinquina, les acides qui s'y rencontrent naturellement sont libres ; qu'il n'y a qu'une seule matière colorante rouge, tannin particulier, qui forme avec la chaux une combinaison plus ou moins soluble dans l'eau et l'alcool, suivant qu'elle est plus ou moins saturée par cette base et plus ou moins accompagnée d'acide ; que cette matière colorante forme avec les alcaloïdes une combinaison très soluble dans l'alcool, peu soluble dans l'eau, et soluble dans les acides ; 2° que l'alcool, qui dissout également bien tous les principes extractifs du quinquina, paraît les dissoudre dans l'ordre de leur combinaison naturelle ; tandis que l'eau, qui ne les dissout pas tous et ne les dissout qu'inégalement, doit avoir pour action de les dissocier, c'est-à-dire de changer l'ordre de leur affinité primitive.

Voici donc le tableau que je propose de substituer à celui que j'ai cité dans le commencement de ce travail :

Combinaison des alcaloïdes avec la matière colorante (tannin particulier) .... soluble dans l'alcool.
..... peu soluble dans l'eau.
..... soluble dans l'eau à l'aide des acides.

Combinaison de la chaux avec la matière colorante........... soluble en partie dans l'alcool.
..... insoluble dans l'eau.
..... soluble dans l'eau à l'aide des acides.

Acide quinique........... libre ⎰ favorisant la dissolution des combi-
Acide acétique .... libre ⎱ naisons tanniques.

Matière résineuse jaune.
Amidon.
Ligneux , etc.

Indépendamment des conclusions analytiques qui font le principal intérêt de ces recherches, on peut trouver dans les expériences de la décoloration des teintures de quina par la chaux et par la gélatine un moyen que je propose comme très prompt et très exact pour reconnaître la richesse des quinas, et un procédé simple et d'une exécution facile pour obtenir les combinaisons des alcaloïdes du quina avec les acides qui se trouvent naturellement dans cette écorce.

Quant à l'emploi thérapeutique du quinquina, je pense que les praticiens pourront tirer quelques fruits de l'action mieux connue exercée par les dissolvants sur cette écorce, et de celle que la matière colorante (rouge cinchonique) exerce sur les alcaloides concurremment avec les acides. De plus , ils verront que l'acide acétique accompagnant toujours l'acide quinique dans le quinquina, l'acétate de quinine se trouve dans des conditions thérapeutiques aussi favorables que le quinate de quinine dont l'emploi a bien été proposé, mais qui n'a pu avoir lieu à cause de la difficulté de sa préparation. Il est évident dès-lors que si l'on avait un choix à faire pour remplacer le sulfate de quinine, on devrait donner la préférence à l'acétate qui se prépare aussi facilement et aussi économiquement que lui.

Au reste , pour le dire en passant, de toutes les combinaisons proposées pour administrer la quinine, aucune, à mon avis, ne peut être comparée au valérianate de quinine que M. le docteur Devay a le premier employé et recommandé en France. Sans parler de son action névro-sthénique, sur laquelle cet habile praticien a appelé l'attention de ses confrères, je dirai que ce sel réunit toutes les bonnes conditions chimiques que l'on peut désirer dans un médicament. En effet, il renferme plus de principes médicamenteux que le sulfate, et agit, par conséquent, à plus petites doses ; il n'a point, comme le sulfate, l'inconvénient de perdre de l'humidité ; sa solubliité dans l'eau est assez grande pour qu'on n'ait pas besoin d'avoir recours à un acide pour la favoriser, addition quelquefois dangereuse en des mains inhabiles ; enfin, la propriété dont il jouit de pouvoir se dissoudre dans les corps gras, à l'aide d'une légère chaleur, le rend, pour ainsi dire, indispensable pour l'usage externe.

Lyon. — Impr. de Louis Perrin, rue d'Amboise, 6.